LES VÉNÉRIENS DES CHAMPS

ET LA

PROSTITUTION A LA CAMPAGNE

OUVRAGES DU MÊME AUTEUR

Monstre parasitaire hétéradelphe : opération, guérison (présenté à la Société de médecine de Nancy et Revue médicale de l'Est.)

De l'arrêt mécanique et instantané des palpitations du cœur (Présenté à la Société de médecine de Nancy et Revue médicale de l'Est).

Des causes de mortalité dans certaines épidémies de rougeole. — Mémoire couronné (Médaille d'argent) par l'Académie de médecine.

Des maladies de la peau de la tête chez les enfants. Mémoire couronné — médaille d'argent — par la Société protectrice de l'enfance de Marseille.

De la diarrhée de cause palustre. — Présenté à la Société de médecine de Paris. etc.

LES

VÉNÉRIENS DES CHAMPS

ET LA

PROSTITUTION A LA CAMPAGNE

Par

LE Dr LARDIER

CHIRURGIEN DE L'HOPITAL DE RAMBERVILLERS

(*Vosges*).

PARIS

O. DOIN, ÉDITEUR

8, PLACE DE L'ODÉON, 8.

1882.

Paris, typ. de M. Décembre, 326, rue de Vaugirard.

LES

VÉNÉRIENS DES CHAMPS

ET LA

PROSTITUTION A LA CAMPAGNE

INTRODUCTION

Le classique « *fortunatos nimium* » et le traditionnel « *sancta simplicitas* » ont toujours eu l'heureuse vertu de me faire sourire. Notre siècle d'argent est loin des idylles et des églogues, et ce qui prouve que le *sancta simplicitas* ne réalise pas le bonheur parfait, c'est le dépeuplement progressif des campagnes, l'immigration continue des paysans dans la ville. Né dans un siècle de sceptiques, je crois peu aux vertus patriarcales. Ce que sont nos campagnards, leurs ancêtres l'ont été, et il faut avoir vécu pendant quelques années au milieu des populations des champs pour savoir combien elles recèlent de passions mauvaises, combien elles cachent de penchants vils, pour oser, comme je le fais, dire ce que j'ai vu et, quoique la vérité ne soit pas toujours bonne à dire, ne pas craindre d'affirmer que le paysan est loin d'être le type de toutes les vertus.

Il y a, je suis enchanté de le dire, d'heureuses et de nombreuses exceptions. J'ai rencontré de ces foyers où le père et le patron, honnête et vertueux, force au re pect des enfants et de la domesticité, où, laborieux, affectueux et juste, le chef de la famille sait conserver jusqu'à la fin de sa vie, l'amour et la vénération de ceux qui l'entourent. Mais à côté, combien n'est-il pas de natures brutales, auxquelles l'ivrognerie enlève jusqu'à la notion du bien, de ces natures chez lesquelles la rapacité et la convoitise ont tué jusqu'au respect de la mort, de ces fils qui désirent voir disparaître le père, parce qu'il est une bouche inutile, et qui, ayant réussi, par duperie, à capter l'héritage, relèguent l'aïeul à l'écurie et le laissent presque mourir de faim, quand ils ne le maltraitent pas.

A qui me taxera d'exagération, les praticiens des campagnes répondront que je reste dans les limites du vrai, et c'est parce que j'ai été trop souvent le témoin, le spctateur indigné de ces joies intimes et honteuses qui débordaient quand j'annonçais à la famille l'issue fatale, que ma conscience révoltée me force à crier : Croyez aux vertus patriarcales et venez voir ce fils : Ivre, il fume un cigare comme aux jours de fête, il chante : Il vient d'enterrer son père. L'oraison funèbre est partout la même : Il était assez vieux pour faire un mort.

Croirait-on que ces deux choses : le décès du père et les épousailles du fils puissent marcher de front, amicalement, sans heurt. Eh oui ! J'ai vu le banquet matrimonial, la noce, s'étaler, s'épanouir, bruyante et joyeuse, autour de la table chargée de viandes, dans la pièce voisine de celle où une pauvre vieille veillait un mort. Le mort était le père du nouvel époux. Ce décès, sur lequel on ne comptait pas, était peut-être un ennui, non un empêchement. Tous les préparatifs étaient terminés ; la cérémonie devait avoir lieu, tout le monde le comprenait. On en serait quitte pour aller à l'enterrement le lendemain.

Il faut avoir vu femmes et filles courant les magasins de la petite ville, hésitant dans le choix d'une robe, et la prenant de couleur foncée, parce que le père est vieux, qu'il ne peut durer longtemps, escomptant froidement, l'œil sec, le deuil prochain. *Sancta simplicitas* !

Mais ce n'est pas une étude morale que j'ai voulu faire de mes clients ordinaires. J'ai choisi, parmi les affections qu'ils veulent bien me permettre de traiter, le point spécial qui concerne les maladies vénériennes, et ici encore il y a une erreur à dissiper. La vérole est, croit-on, une hôtesse de la ville. Elle émigre, je l'affirme, et respire volontiers l'atmosphère de la petite ville et même l'air pur des champs. Je l'affirme, croyez-moi, les preuves ne me manqueront point.

I. — La Prostituée.

Il serait oiseux de donner, dans ces quelques pages, une description nouvelle des affections vénériennes. Blennorrhagie, infection syphilitique évoluent à peu près partout de la même façon et je n'ai pas trouvé, dans les observations que j'ai prises, de caractères particuliers à la marche de ces affections chez l'habitant de la campagne. Le point spécial que j'ai voulu mettre en lumière réside exclusivement dans le mode d'infection, dans l'étiologie de ces maladies, et, à cet égard, il n'est pas nécessaire de leur attribuer à chacune un chapitre spécial.

Que nous traitions soit de la blennorrhagie, soit de la syphilis, il ne fait plus de doute pour personne que pour l'une comme pour l'autre, il faut qu'il y ait un agent d'infection, il faut qu'il y ait contact. Ces maladies ne sont pas spontanées. Il n'est pas intéressant pour le praticien de savoir quel est l'agent d'infection, mais comment se fait le contact.

C'est à des sources diverses que le paysan va puiser le germe morbide. L'âge n'est point une contre-indication, et j'ai vu des vieillards de soixante-quinze ans, faisant une dernière fois le voyage de Cythère, revenir de l'île fortunée cruellement blessés. C'est dans le chef-lieu de canton, dans la petite ville, où il n'y a pas encore de maison de prostitution, mais où il y a déjà des protituées, réfugiées dans quelques bouges infects, que s'épanouissent les différentes formes du mal de Vénus, qui, de là, gagnent les champs.

Parlons d'abord de ces prostituées. Dans la petite ville en question, de cinq mille âmes à peu près, où il n'y a pas de garnison, elles sont une trentaine environ, auxquelles on peut donner ce nom. Elles habitent volontiers aux environs de la gare, attendant, l'œil anxieux, soit sur le seuil de leur porte, soit sur le trottoir, l'arrivée des trains. Il serait fort extraordinaire que quelque commis-voyageur, que quelque militaire en congé ne répondit pas à leurs avances. Rendez-vous est pris, *coram populo*. Elles savent à quel hôtel descend le Monsieur et ne manquent pas de l'attendre, de pied ferme, à la sortie.

Deux ou plutôt trois alternatives se présentent :

a) La femme est infectée, l'homme est sain.

b) L'homme est infecté, la femme est saine.

c) Tous deux sont infectés, ou tous deux sont indemnes.

Tous les deux sont indemnes, le cas est rare.

Il se peut que la femme soit saine. La chose est peu probable pour une prostituée, vivant dans les conditions que j'indiquerai tout à l'heure. Il se peut que l'homme soit indemne. La chose est croyable ; elle dépend de la nature, de l'âge, de la classe du client, de bien d'autres conditions encore. Si, jeune encore, se livrant depuis peu à ce métier, la femme est encore saine, il n'est pas admissible qu'un commis-voyageur quelconque, un jour ou l'autre, ne communique à la fille la maladie qu'il a contractée à la ville. Croyez bien que ce fait n'est pas exceptionnel, si l'on songe au nombre de commis-voyageurs qui chaque jour s'abattent sur les petites villes de la province et assiègent nos portes à tour de rôle. Aujourd'hui cet homme est devenu légion. Il n'est pas douteux qu'il ne soit, du moins, pour les jeunes, et cela fatalement, un agent de contagion, un propagateur d'infection.

Quelle que soit la maladie dont elle est atteinte, la prostituée, qui vit de ce métier, qui ne demande aucun soin, et qui n'est soumise à aucune réglementation, à aucune visite, que la police tolère et ne gêne en aucune façon, promène, ici ou là, dans les bals publics ou dans certains bouges, qui servent de refuges, le germe morbide, le virus ou la sanie. Elle se livre malade, infectée, aux jeunes gens de la ville, qui profitent du dimanche pour hanter, à deux ou à quatre, les bois environnants ou les tavernes écartées. Le résultat ne se fait pas attendre. Le mal est abrité sous le toit paternel, et le père ou la mère s'aperçoivent, quoiqu'un peu tard, de l'escapade du jeune homme. Fréquemment le père porte plainte, incrimine la police qui tolère pareil état de choses, et ne fait rien pour éviter le mal. D'habitude, il obtient l'aveu du fils, il sait le nom de la fille ou de la femme et le jette à la tête du commissaire de police, en envoyant le malade se faire traiter chez le pharmacien du coin. L'autorité compétente, connaissant le nom de l'inculpée, la fait enlever par un agent, dans un bal ou chez elle, requiert un médecin, qui, au bureau même du commissaire, sur une chaise, et sous un faux jour, moyennant deux ou trois francs, procède, avec son spéculum à lui, à un examen sommaire qui se termine par l'envoi de l'inculpée au dispensaire d'Epinal.

D'autres fois la fille incriminée, jouant l'indignation, affirme qu'elle n'a eu aucun rapport avec le jeune homme qui l'a dénoncée, court chez elle, procède à un lavage minutieux, et trop peu fréquemment répété, se précipite dans le cabinet d'un confrère, demande à être visitée d'urgence et, si le cas n'a trait qu'à une simple blennorrhagie, le confrère ne constate aucune trace d'écoulement, atteste qu'il existe de la vulvite, ordinaire chez des femmes de cette espèce, et reste fort perplexe, hésitant et ne pouvant affirmer d'une manière formelle qu'il y a ou qu'il n'y a pas affection vénérienne.

C'est le dernier acte de la comédie qui se termine par l'élargissement de l'inculpée. Le commissaire de police a eu l'air de faire son devoir et de donner satisfaction aux légitimes exigences du père de famille. Tout est pour le mieux. Jadis on aurait pu donner une variante à cette scène de haut comique. La visite des prostituées se fût faite d'une manière plus suivie et plus régulière, si le médecin avait consenti à donner, sur la somme minime qui lui était allouée à cet effet, une légère rétribution à l'agent qui provoquait la visite. Il est juste de dire et à l'honneur de notre corporation, que cette transaction d'un nouveau genre n'a jamais pu aboutir. Les choses en sont restées là. Je dois à la vérité d'ajouter qu'elles y sont encore. Espérons que sous peu il y aura une transformation complète dane le service des mœurs de notre localité.

En effet, l'administration a fini par s'émouvoir de plaintes sans cesse renaissantes, elle a fini par jeter les yeux sur un état de choses aussi défectueux et par essayer d'arrêter, daus notre ville, la marche des affections vénériennes, qui devenaient de plus en plus fréquentes. L'autorité préfectorale a demandé à la municipalité de Rambervillers, la création d'un dispensaire. En qualité de conseiller municipal et de médecin, j'ai été chargé de faire sur cette question un rapport qui, du reste, a été accepté, dans son entier, par le préfet et la municipalité. Je ne me dissimulais pas à quelles difficultés j'allais me heurter. L'hospitalisation des prostituées m'était interdite pour des raisons diverses; je citerai entre autres l'absence de local (les sœurs se refusant à l'hospice à la pénétration des filles soumises), l'impossibilité de trouver une directrice de l'asile vénérien, une garde-malade, les frais énormes que cette installation allait coûter à la ville et que son budget ne pouvait supporter, etc... En un mot je ne pouvais songer à former pour trente prostituées, un hôpital de vénériens. Jusqu'à présent, les femmes publiques, reconnues malades, et on tâchait de rendre le fait aussi exceptionnel que possible, étaient adressées au dispensaire d'Epinal, qui les recevait, moyennant une somme de deux francs par jour. Cette réglementation devait être modifiée, et les soins, ne pouvant être donnés dans un asile privé, devaient l'être fatalement à domicile. Je n'ignorais pas combien ce système de protection et de traitement est défectueux, combien il est impuissant contre la prostitution clandestine et, par le fait, contre la propagation des affections vénériennes. C'est de ces conditions défectueuses au possible que j'ai été obligé de tirer quelques mesures, prophylactiques, je l'espère. La tâche était ardue et j'ignore si l'avenir justifiera notre espoir. Un fait pourtant nous donne bonne confiance. Dans une petite localité comme la nôtre, tout le monde se connait, non-seulement de nom, mais quelquefois d'un surnom aussi trivial que grotesque. Il est de notoriété publique que telle fille ou telle femme (ces dernières en petit nombre) sont des prostituées. Les deux agents de police connaissent toutes les filles par leur petit nom, sont au courant de leurs habitudes, savent où les trouver à l'occasion, sans avoir besoin de faire de grandes recherches. Il n'en est pas une qui puisse échapper à leur surveillance, si cette surveillance voulait s'exercer. Le médecin a donc en eux de précieux auxiliaires, des auxiliaires qui lui sont indispensables. Le tout est de provoquer leur bonne volonté. Il faudrait ne pas connaître l'âme de l'homme, ne pas savoir combien l'intérêt personnel est, dans l'immense majorité des cas, le seul mobile des actions humaines, pour penser que les agents de la police sont insensibles à une gratification, à un supplément de traitement. Ce supplément est de la classe des stimulants diffusibles, n'en doutons pas. Aussi avons-nous commencé par accorder un supplément de traitement aux agents de la ville, lenr promettant en outre une gratification annuelle et proportionnelle à la vigilance qu'ils auront apportée au service des mœurs.

Les auxiliaires sont trouvés, le local aménagé, le médecin nommé, les prostituées connues. Restent les soins à leur donner.

Qu'il me soit permis de citer, à cet égard, quelques passages de mon rapport.

« Une visite hebdomadaire sera faite en présence « d'un agent de l'autorité (je souligne l'agent, nous « verrons tout-à-l'heure pourquoi), à une heure « fixée d'avance, et à laquelle elles seront forcées « de se trouver, sous peine d'une amende à fixer, des « filles qui seront reconnues par la police, comme « faisant le métier de filles publiques et se livrant « moyennant rétribution.

« Les filles reconnues malades seront examinées « autant que le médecin le jugera nécessaire, à « l'Hôtel-de-Ville, dans le local affecté à la visite et « suivront le traitement conseillé à leur domicile. « Elles seront signalées spécialement à la police, « qui aura charge de les empêcher de pénétrer dans « tous les lieux publics, tels que bals, théâtres, etc. « et de sortir après une heure déterminée. Toute « cohabitation leur sera formellement interdite, « jusqu'à guérison définitive, et si elles transgressent les recommandations et les ordres donnés, « elles seront susceptibles de peines disciplinaires « et d'incarcération.

« Le service médical et sanitaire sera fait par « M. le Docteur P... Il ne sera pas gratuit, car

« des fonctions pareilles ne peuvent l'être... »

Avant de parler des soins à donner à domicile et du rôle de la prostituée dans la famille, je tiens à faire connaître pourquoi je considère comme indispensable la présence d'un agent de l'autorité pendant la visite sanitaire.

Il est important aussi qu'elle ait lieu plutôt à l'Hôtel-de-Ville qu'à l'hospice. Il y a quelques années à peine, un de nos honorables confrères, médecin en chef de l'hospice de la ville de X..., pratiquait, dans le même établissement, l'examen au spéculum des prostituées. L'une d'elles fut la cause d'un scandale qui eut un grand retentissement, d'un scandale qu'elle provoqua, cédant sans doute à des influences occultes.

Cette fille abjecte osa porter une atteinte cruelle à l'estime dont jouissait notre honorable confrère, en soutenant effrontément que cet homme marié, ce père de famille s'était livré sur elle, dans la salle même de la visite, à des actes obscènes. On l'écouta, une enquête fut ouverte, enquête qui se termina, malgré la dénégation formelle de notre confrère, par sa révocation de médecin en chef de l'hospice et d'attaché au dispensaire. De tels faits, de telles allégations, surtout quand elles sont fausses, ne doivent pas se renouveler, et c'est pour cela que je considère la présence d'un agent, pendant la visite des prostituées, comme nécessaire.

Malades, les filles seront soignées à domicile, je ferais beaucoup mieux de dire se soigneront à leur domicile. En effet l'examen au spéculum n'est pas praticable au domicile même de ces malades. D'un autre côté, les affections vénériennes nécessitent exceptionnellement le séjour au lit. Presque toutes les filles infectées peuvent marcher, ce qui le prouve c'est que la maladie n'est pas un empêchement à la promenade, au raccrochage, à la danse. Nous en avons journellement des preuves. Dans une localité, où les maisons sont entassées comme dans la nôtre, la distance du logis de la prostituée à l'Hôtel-de-Ville n'est pas assez grande, pour que, dans l'immense majorité des cas, la fille ne puisse se rendre à la salle de visite. Les cautérisations nécessaires y seront faites, les médicaments conseillés y seront délivrés gratuitement et de cette façon le traitement sera suivi à domicile.

Je le répète, la surveillance est très facile dans une petite ville, et si la police veut l'exercer d'une façon consciencieuse, je suis persuadé que la prostitution clandestine, qui est l'écueil du service des mœurs dans les grandes villes, sera, dans les petites localités, facilement réprimée, d'autant plus qu'elle ne peut s'exercer qu'à certaines heures et à certains jours que l'on accorde au repos.

Toutes nos prostituées ont un domicile. Jeunes ou vieilles, elles vivent en famille ou en chambre. Il en est un certain nombre qui exercent leur petit commerce, avec la tolérance des parents, entre des frères plus vieux, et des sœurs plus jeunes qu'elles. L'exemple entraîne fatalement ces dernières : je ne désespère pas de voir les premiers dégénérer en Alphonses. D'autres couchent ici ou là, selon le hasard du jour, dans des tavernes à chambres borgnes, ou dans le logement de vieilles prostituées, que la petite vérole et quelquefois la grande, ont reléguées au rang de souteneuses. Tout ce commerce, notre police le connaît, elle ferait chaque jour la razzia désirée. Il suffit de la prier de la faire.

Car la clientèle de ces filles n'est pas faite d'oisifs. Les jeunes gens que leur fortune et leur rang, même quand ils n'ont pas d'occupations, mettent dans la première catégorie de la société, émigrent volontiers vers la grande ville, ou leurs appétits sont plus luxueusement satisfaits, et où ils sont mieux à l'abri du qu'en dira-t-on. Le commérage est une arme cruelle dans les petites villes et l'on ne sait quelles proportions il peut atteindre, commentant un salut, discutant, critiquant, censurant, faussant à plaisir, et pour se gloser, la moindre démarche. C'est une voracité qui veut être satisfaite. Dieu sait si les mets sont toujours délicats. Les commis-voyageurs, les commis de boutique sur place, les petits employés, quelques ouvriers forment pendant les soirées de la semaine et les après-midi du dimanche, la clientèle ordinaire de ces dames. Il est inutile de dire qu'ils payent un large tribut aux affections vénériennes.

Telle est la prostitution dans la petite ville. Existe-t-elle dans les villages? A cette question je répondrai catégoriquement : Non. Plusieurs conditions s'y opposent. Elle peut exister cependant, mais à titre absolument transitoire. J'ai donné mes soins à un militaire revenant du service et rapportant de la vie de garnison mieux que la goutte que l'on est convenu d'appeler militaire. Les habitudes qu'avait contractées ce soldat ne pouvaient se perdre du jour où il avait quitté l'uniforme et malgré l'écoulement, au bout de quelques semaines, il était devenu le lovelace du village. En général, le troupier n'est pas d'une exigence exagérée sur les dehors de la personne à laquelle il prodigue momentanément ses faveurs. Aussi quelques vieilles filles trouvant sans doute l'occasion peu commune, s'étaient-elles livrées à lui, croyant peut-être aux promesses de mariage que bien des séducteurs ont volontiers à la bouche. Je n'étonnerai personne en disant que le virus blennorrhagique fit des siennes. A l'écoulement vulvo-vaginal s'ajouta le prurit, précurseur de la nymphomanie, surtout quand les soins de propreté font totalement défaut.

Et ces vieilles filles chez lesquelles la fureur génésique morbide succédait brusquement à l'apathie charnelle, à laquelle elles étaient precédemment habituées, entraînaient chez elles par des propos lubriques et des exhibitions tentatrices, sur le seuil même de leur porte, les gars, hommes mariés ou jeunes garçons du village. Les campagnards, peu accoutumés à ces excitations, à ce raccrochage primitif, succombaient le cœur léger à la tentation, et c'est par ces filles, par ce troupier, d'où venait tout le mal, que l'écoulement contagieux a pris place au foyer de bien des ménages et a amené la désunion où primitivement régnait la concorde.

Car de tout temps on a eu et on conserve encore au village un certain respect, un certain culte pour le soldat. Il n'y a pas longtemps, je voyais encore une mère de deux magnifiques bébés, frais et roses, une jeune femme, me disant sans aigreur, sans reproche, en présence de son mari, qui trouvait la chose toute naturelle, qu'elle avait été atteinte au contact de son époux, qui s'était marié en plein écoulement blennorrhagique, d'une maladie de soldat. Non-seulement on pardonne au soldat d'être malade, mais peut-être se figure-t-on au village, et sans doute parce que les preuves abondent, qu'il n'en peut guère être autrement.

Quoi qu'il en soit, on ne trouve pas de filles réellement prostituées à la campagne et cela se conçoit. Celles qui le sont déjà ou qui sont destinées à le devenir prochainement, émigrent sans tarder vers la ville, où la clientèle est beaucoup plus rémunératrice. La fille des champs, habituée aux durs travaux, a l'appétit charnel peu développé. Bien des servantes cependant, en contact journalier avec le domestique de la ferme, finissent par se livrer, cela est fatal. Cela n'est plus de la prostitution. Mais si nous nous rappelons combien l'esprit du paysan est rapace, combien l'homme des champs a le culte de l'argent monnayé, nous comprendrons sans peine que la vertu de bien des filles de la campagne abdique devant la pièce de cent sous. Ces filles ne deviennent pas des prostituées, simplement parce que l'occasion leur en manque. Mal soignées, n'ayant en elles rien qui tente, surveillées, la plupart du temps du moins, elles sont peu recherchées par les jeunes de la ville, qui trouvent sur place des plaisirs plus faciles.

Au village, la prostitution n'est guère possible,

car le paysan qui fera, à l'occasion, sous l'empire de l'excitation du moment, quelque sacrifice à la prostituée de la ville, ne comprendrait pas qu'une fille de village puisse exiger de son pair une rémunération pécuniaire. La chose lui parait inadmissible, et à la fille, à laquelle manque l'appétit sexuel, il répugne de s'offrir gratuitement.

Néanmoins, quoique le fait soit rare, il est des filles que le hasard a dotées de figures agréables et de mœurs faciles. Guidées, poussées par leur mère, qui sait, par expérience, qu'un joli minois est parfois un capital, ces filles ont trouvé, dans la bourse des jeunes gens du chef-lieu de canton (dois-je oublier quelques hommes d'un âge plus mûr?) de quoi se mettre à l'abri du besoin et se meubler une garde-robe modeste. De la petite, ces filles ont gagné la grande ville, où leurs succès n'ont fait que s'accroître. Elles sont devenues enfin de grandes coquettes, éprouvant quelquefois le besoin de respirer l'air du pays natal. A leur retour, leur demeure devient le rendez-vous du high-life des environs. J'ai soigné des phthisiques érotiques qui, entre deux hémoptysies, se faisaient conduire, au grand galop d'un cheval de louage, jusqu'au village fortuné; j'ai vu des jeunes gens qui, pendant la nuit, trompant la surveillance du père ou du patron, faisaient à pied, au pas de course, quinze à dix-huit kilomètres et réintégraient le domicile paternel, vierges peut-être de l'écoulement uréthral, mais porteurs d'un épanchement pleurétique, dont l'anxiété maternelle était impuissante à deviner la cause.

II. — L'Accident.

Si la prostitution n'existe pas, à vrai dire, au village, nous avons pu voir qu'elle est florissante au chef-lieu de canton. Nous savons quels aliments lui sont fournis par la petite ville. Les jours de foires et de marchés appartiennent aux paysans. Arrivant des villages environnants, leurs voitures pleines de denrées, de céréales, ils se trouvent, les marchés terminés, la bourse bien garnie. Dès le matin, l'on n'a cessé de boire, courant d'un café à une brasserie, d'une taverne à un restaurant. La chair s'allume au milieu des discussions et des libations. L'appétit sexuel se développe, et bientôt le désir de la femme remplace le désir de boire, complètement assouvi dans une ébriété presque complète. Ce tableau n'est exact que pour un certain nombre, je suis heureux de le constater. Je dois faire remarquer que le besoin du coït est en général, peu développé chez nos campagnards. Les travaux des champs, fatigants, l'absence d'excitants matériels, de stimulants moraux, toutes ces raisons suffisent à nous faire comprendre que la cohabitation, chez l'homme des champs, est rare, et que le besoin de la femme ne se fait sentir qu'à intervalles éloignés. Il faut, ainsi que je viens de le dire, des circonstances exceptionnelles, des excès de boisson, l'excitation alcoolique pour provoquer, chez ces natures, qui considèrent la femme de la ville comme le démon tentateur, l'irrésistible élan qui les pousse, en plein jour, à la porte des prostituées des faubourgs. Ici, point n'est besoin de raccrochage. Le numéro de la maison est inutile. Le domicile de la fille est connu. C'est dans les causeries de voisin à voisin, le dimanche soir. dans l'atmosphère enfumée de l'auberge du village, que se font les confidences. Le jeune homme, prenant de l'importance, parce qu'il est ivre, donne à l'homme déjà vieux, au veuf depuis peu consolé (parce qu'il a perdu sa femme depuis peu), qui sourit d'aise, l'adresse de l'impure. L'indication est précise, la mémoire est excellente et à la foire suivante, malgré la titubation, le vieux néophyte frappera sûrement, et sans peur d'errer, à la porte de celle qui, dorénavant, pourra être considérée comme fournissant le village.

D'autres fois, c'est après les repas gargantuesques et les libations pantagruéliques, inséparables de tout mariage, de toute noce au village, que s'éveille chez le campagnard le désir de la femme. Il est des hommes, ayant dépassé la soixantaine, à cheveux blancs, ne craignant pas, en plein hiver, de faire à pied, quatre et cinq lieues, pour satisfaire ce besoin du moment, que sa rareté même peut rendre plus impérieux, et pour la satisfaction duquel le paysan ne connait pas d'obstacles.

Neuf fois sur dix, la prostituée étant infectée, l'accident suit, dans les délais réglementaires, le coït pratiqué dans les conditions que je viens d'énumérer. Peu nous importe que ce soit l'écoulement caractéristique ou le chancre spécifique. Notre homme est donc malade, et en présence de son mal, quel que soit l'âge du patient, deux instincts, fort développés en général dans l'esprit du campagnard, l'accaparent tout entier : l'instinct de la conservation, l'instinct de la dissimulation.

Personne n'ignore combien les affections des viscères, des organes génito-urinaires, et surtout les maladies vénériennes affectent péniblement le sens moral. Le paysan n'échappe pas à cette terreur, à cette angoisse qui étreint tout être humain quand il se sent blessé, honteusement blessé. L'instinct du danger le pousse, sans hésitation, au cabinet du médecin, et, à cet égard, il y a une grande distinction à faire entre les vénériens de la petite ville et ceux de la campagne vraie. Les camarades de la petite ville se confient plus volontiers leurs impressions morbides ; ils savent que telle ou telle de leurs connaissances a passé par les mêmes épreuves, qu'elle en a été guérie par tel pharmacien et, provisoirement, le nouveau malade s'adresse plus volontiers à l'officine. Ce n'est que lorsque certains accidents se développeront plus tard que les secours de l'homme de l'art seront réclamés. Chez le paysan, ce n'est point cela. Lorsqu'il s'est vu malade, il s'est bien gardé d'aller confier ses peines à son voisin. Il renferme en lui-même ses impressions et ses terreurs, qui seront d'autant plus profondes et plus intenses que le mal lui sera moins connu.

Dans les graisses et les spécifiques que les commères du village conseillent et délivrent pour tous les maux possibles, il n'est pas d'onguent qui s'adresse aux maladies vénériennes, et alors, hésitant sur les moyens à employer, craignant pour sa santé et son existence même, il prend un parti héroïque, auquel il ne se résout d'habitude qu'après avoir mûrement réfléchi. Il fait fi des charlatans, des guérisseurs du secret, qui pourraient divulguer son mal et en rire; il accourt au médecin, sur la discrétion duquel il peut compter au moins, et que, malgré lui, à son corps défendant, à son grand regret, il considère comme l'homme le plus propre à amener une guérison, qu'il incline à croire problématique.

Il arrive donc à la ville et plutôt encore par excès de prudence ou de dissimulation, chez un confrère que chez son médecin ordinaire.

Quand le client est jeune, avec un peu d'habitude, on se trompe difficilement sur le motif de la visite. A l'air effaré, au pas timide, à l'embarras, au bégaiement, on reconnait le client honteux, celui qui a peur de faire l'aveu de son mal. On le pousse, et bientôt l'abandon succède à l'hésitation. Quand le malade est vieux ou d'un certain âge, il cherche à égarer celui auquel il vient demander conseil, il rend volontiers compte des symptômes qu'il éprouve, mais en en donnant l'explication à sa façon, et il est difficile de lui faire avouer la cause première de tous les accidents. C'est par la terreur encore que l'on obtient l'aveu, c'est en affirmant au malade qu'il est nécessaire au traitement de la maladie que la source en soit bien connue et qu'on en peut mourir, lorsque l'indication n'est pas précise, qu'il se livre alors pieds et poings liés.

A partir de ce moment, il n'est plus seul à connaître son secret. La dépression morale s'accentue davantage et le médecin doit relever le courage, affirmer, garantir la guérison pour que la peur, qui avait fait blémir le malade, se dissipe à moitié. La chose est plus difficile qu'on ne le pense généralement. Je me souviens avoir vu, il y a quelques années, un homme de soixante ans à peu près, me demandant avec instance de lui définir la maladie dont il était atteint. — Mon Dieu! c'est la vérole, lui répondis-je. Il sortit de mon cabinet, chancelant, pâle comme un linceuil, et disant bas qu'il n'avait plus qu'à mourir. Il me fit peur. Le lendemain, on retirait de la Mortagne, notre rivière, un homme qui s'était noyé, sans doute par accident. Je reconnus mon malade de la veille et, dans mon for intérieur, je fus convaincu qu'il y avait eu suicide.

En général, le traitement conseillé est rigoureusement suivi et jusqu'à guérison définitive. Mais l'instinct férocement jaloux du paysan se fait jour jusque dans la conduite qu'il va tenir après sa guérison. Il n'incrimine pas la fille, qui a été cause de tout le mal; il se dit même volontiers que la faute doit en revenir à lui seul, à son état d'ivresse, ce qui ne l'empêchera pas, si l'occasion s'en présente, de pousser, adroit et dissimulateur, son voisin à prendre livraison de la marchandise avariée. C'est de bonne guerre, et s'il a été malade, quoique personne au village n'en ait rien su (il n'a eu pour confidents que le médecin et le pharmacien), il ne serait pas fâché, il se réjouirait même de voir son prochain courir les mêmes risques, subir les mêmes pertes.

Il ne faudrait pas croire cependant que les faits soient toujours les mêmes, que la propagation des maladies vénériennes suive toujours la même marche, allant de la grande à la petite ville, de cette dernière à la campagne. J'ai vu, il est vrai, des pères de famille, hommes d'un certain âge déjà, commis-voyageurs en liquides ou autres denrées, que les nécessités de leur commerce forcent quelquefois à des absences prolongées, revenir au domicile conjugal, victimes d'une erreur de passage et communiquant à la femme et aux enfants une syphilis florissante, dont le germe avait été cherché dans un public-house quelconque; j'ai soigné des marchands de porcs de nos villages, ayant rencontré, dans la ville voisine des camarades d'enfance, en fête, se laissant entraîner par eux jusqu'au séjour des plaisirs tarifés et ramenant dans le lit matrimonial, en souvenir du coup de canif, une chaudepisse vulgaire. Ces faits ne sont pas rares. Le médecin, dans ces cas, n'a pas toujours un rôle facile. Madame n'accepte pas avec grâce et grandeur d'âme les erreurs de Monsieur : elle pardonne difficilement. J'ai remis en bon ordre des ménages sur le point d'être indissolublement séparés, et tout en donnant mes soins au mari et à l'épouse, il m'a fallu dire parfois qu'une blennorrhagie n'en était pas une et que l'écoulement spécifique pouvait et devait plutôt provenir de la femme que de l'homme. En général, les hommes m'ont été reconnaissants de cette supercherie et les femmes ne m'en ont pas voulu.

Il est des cas où le médecin doit savoir taire la vérité aussi bien à la campagne qu'à la ville. Un sergent-major libéré revient du service en pleine éruption syphilitique. La payse l'attend, l'on s'embrasse; et la plaque muqueuse labiale est si peu de chose. Cependant au bout de peu de temps, sur la lèvre de la jeune fille, évolue l'ulcération caractéristique. Que faire? Je suis le confident du jeune homme, que je traite comme un drôle, de la jeune fille qui, impatiente de se marier, demande à être guérie dans la huitaine. La roséole se montre. Je fais reculer le mariage jusqu'au moment de la guérison apparente, jusqu'à ce qu'il n'y ait plus sur la peau la moindre petite papule rosée. Et puis quelles raisons donner aux parents dont l'impatience égale celle de la future. Attendre. On m'en demande les motifs, sans que je les puisse donner valables. Il n'est plus temps de dire à la famille : Ne donnez pas votre fille à ce jeune homme. Et le puis-je dire? Ils sont infectés tous les deux, l'une par l'autre. Il est en somme préférable que les deux contaminés, réunis, ne se pouvant faire plus de mal qu'ils n'en ont, s'épousent, que de les voir, chacun prenant une direction différente, opposée, aller infecter un tiers, qui n'en peut mais. L'on se tait; le mariage s'accomplit et le ménage reste stérile.

III

DU MODE DE CONTAMINATION ET DES COMPLICATIONS.

La dernière observation que je viens de citer est un exemple de contamination par la bouche. Ce mode d'infection est plus fréquent qu'on ne le pense généralement. Le rapprochement intime n'est pas nécessaire à ce mode de propagation. La malpropreté suffit, et Dieu sait si les gens de la campagne sont, pour la plupart, malpropres. Ils ont pour le bain, si élémentaire qu'il puisse être, une répulsion invincible et il faut avoir eu l'occasion d'examiner certaines jeunes filles des champs, que, d'après les dehors on pouvait croire soignées, pour ne pas être étonné de trouver, sous des corsages de mauvais goût, la peau couverte d'un enduit noirâtre et crasseux.

On retrouve dans l'alimentation la même incurie, la même négligence, le même oubli de la propreté que ceux que ceux que nous observons dans les soins du corps. Les ustensiles de cuisine sont primitifs, mal lavés, mal entretenus. Chacun puise à tour de rôle dans le même plat, dans la même soupière; bon nombre mangent encore, qu'on me pardonne l'expression, qui rendra toute ma pensée, à la gamelle. Il est aisé de comprendre que, de cette façon, l'infection syphilitique peut se propager du fils à la mère, au père, à la famille tout entière, Je me souviens avoir, il y a quelques mois, donné mes soins à un jeune homme robuste, atteint d'accidents syphilitiques intenses. Malgré mes recommandations que, sans doute pour ne pas attirer l'attention, il ne suivit pas, il continua à manger, comme précédemment à l'écuelle commune. Quelques semaines plus tard, un vieillard de soixante ans, une mère de cinquante-cinq et une jeune fille de vingt ans, qui formaient toute la famille du malade, se présentaient à ma consultation et étalaient, devant mes yeux, des accidents syphilitiques, sur la nature desquels ils ne se trompaient pas plus que moi, et dont ils connaissaient parfaitement la source. Cette malpropreté, cette terreur de l'eau est, d'autres fois, la source d'accidents différents, peut-être aussi terribles, et qui auraient pu être évités facilement par des précautions et des soins élémentaires. Personne n'ignore que l'ophthalmie est une complication heureusement fort rare de la blennorrhagie. La gravité de cette maladie est connue de tous. Dans nos campagnes, elle est relativement beaucoup plus fréquente qu'à la ville, car à diverses reprises, j'ai eu l'occasion d'observer des accidents semblables. L'un des derniers, qui se présente et s'impose à ma mémoire, a particulièrement excité mon intérêt. Un fruitier, encore vert, quoique touchant à la soixantaine, veuf de deux épouses successives, convole une troisième fois et choisit pour sa moitié une vieille femme, ayant fait quelques économies. Notre homme fait peu de cas des obligations et des devoirs matrimoniaux. Personne ne se doute qu'il est ou peut être malade. Un jour, l'épouse mande le médecin, pour une ophthalmie, le médecin, auquel il est facile de constater une blennorrhagie, évoluant au milieu d'une malpropreté infecte. L'ophthalmie blennorrhagique suit son cours; la malheureuse perd les deux yeux et le mari profite de l'occasion, pour se faire donner, par acte notarié, le petit pécule de la femme qu'il a infectée et rendue aveugle. Voilà les drames de la campagne.

A côté de ces complications je signalerai la fréquence des orchites chez les blennorrhagiens des champs. Cette complication est en quelque sorte fatale. Le retentissement de l'inflammation uréthrale spécifique sur le cordon, l'épididyme, et les enveloppes du testicule est souvent le résultat d'un effort, d'une contusion, d'une chute, d'un excès de fatigue, etc. Le paysan se trouve dans des conditions éminemment favorables pour que cette complication de la blennorrhagie, rare chez les malades ayant une vie sédentaire, revête, chez l'habitant de la campagne une fréquence inusitée.

L'infection par le nourrisson d'une femme saine, ou la contamination mammaire, fréquente dans les grandes villes est, par contre, rare dans les petites localités et dans les villages. Il y a à cela plusieurs raisons. La première est, que, en règle générale, la nourrice coûte cher. Le paysan a trop de mal pour amasser de la monnaie sonnante, il ne la dissipe pas, il ne la gaspille pas, surtout pour un objet aussi futile que de donner une nourrice à son enfant. Il a certainement, comme tout être humain ou autre, l'amour de la famille et de la progéniture, mais cette affeetion est proportionnelle aux services que rend ou rendra l'enfant. Aussi est-il un fait certain que la naissance d'un fils, à la campagne, est considérée comme un évènement bien plus heureux que la naissance d'une fille. Un garçon sera utile de meilleure heure qu'une fille pour les travaux des champs. C'est la seule raison, le motif vrai de cette préférence. Mais s'il est déjà chargé de famille, si l'enfant qui vient de naître d'une mère qui n'a pas de lait, est une fille, plus d'un campagnard se considérerait comme son propre bourreau en confiant le nouveau-né, moyennant trente ou quarante francs par mois, à une nourrice. Ce n'est qu'exceptionnellement, dans des familles riches, que le médecin peut donner ce conseil avec quelque espoir de le voir suivi. Dans la grande majorité des cas, le biberon et le lait de vache feront l'office, et si le bon Dieu reprend le petit ange, le ménage ne regardera pas la perte comme irréparable, ni comme un grand malheur. Le deuil et les regrets sont proportionnels à la valeur productive, vénale de celui que la famille vient de perdre. La réciproque est vraie à son tour.

Car la malpropreté naturelle du paysan, sur laquelle j'ai insisté tout-à-l'heure, se retrouve dans les soins que l'on donne à l'enfant et dans la façon dont on entretient le biberon. Pour ne pas devenir une arme meurtrière, il faut que cet instrument soit constamment d'une propreté irréprochable. Que de fois j'ai été appelé, *in extremis*, et simplement pour ne pas faire crier le voisinage, si on avait laissé mourir l'enfant sans médecin, auprès de petits êtres, qui succombaient, souvent quelques heures après ma visite, aux suites d'une entérite, dont le biberon, non lavé, crasseux, contenant un lait aigri et fermenté, était seul la cause. Lorque la mère peut nourrir, ces accidents sont évités ; mais, à un autre point de vue, il ne faudrait pas croire que toutes les femmes de la campagne soient ou puissent être de bonnes nourrices. Il est, dans notre circonscription médicale, de petits villages, où tous ou presque tous les habitants sont parents. Depuis plusieurs générations, ils ne se sont mariés qu'en famille (et cela uniquement pour que les biens de la famille n'en sortent pas), et l'on est arrivé, grâce à ces mariages consanguins, qui se continuent encore chez les arrière-neveux, à allier des scrofuleuses à des hommes issus de cancéreux. Ces femmes deviennent mères, mais la source intime de la vie semble être tarie jusque dans les fonctions de la génération. Ces femmes n'ont pas de mamelles, mères, elles n'ont pas de lait. On juge à l'avance de ce que peut devenir l'enfant. Issu de parents semblables et nourri au biberon, mal entretenu, le nouveau-né meurt fatalement, emporté par une péritonite tuberculeuse, une entérite ou une méningite.

Aussi, et pour les diverses raisons que je viens d'exposer, ne voit-on pas à la campagne, la syphilis communiquée à la nourrice par un enfant contaminé. En ce qui me concerne, je n'ai jamais observé ce fait. Je l'ai rencontré dans notre petite ville, et dans des circonstances exceptionnelles, fort heureusement. Un jeune débauché, désirant faire une fin, se marie, en pleine évolution syphilitique. Il contamine la femme qui avait eu des hémoptysies avant son mariage, et dont la grossesse se continue et arrive à terme, malgré la vérole. La mère meurt à l'hôpital quelques semaines après ses couches, syphilitique et tuberculeuse. Le mari disparait après avoir confié son enfant à une pauvre fille qui avait eu le malheur de devenir mère. La nourrice est infectée par son nourrisson et toute la famille, vu la promiscuité, à laquelle force la pauvreté, est contaminée à son tour. Sept personnes de tout âge et de tout sexe, payent un cruel tribut à la vérole.

Ces faits, si tristes à rapporter, sont assurément beaucoup plus fréquents dans la grande ville que dans notre sphère d'action. C'est dans les cités populeuses que l'on voit de vigoureuses paysannes, car Dieu merci! il en existe encore en France, recevoir du nourrisson infecté, en échange d'un lait pur et riche, une flétrissure indélébile. Pauvres filles! Des voix plus autorisées que la mienne ont plaidé leur cause, et il faut rendre hommage à ces hommes éminents qui ont forcé l'autorité à écouter des doléances trop justes, et auxquelles, avant eux, on restait sourd, quand on ne rendait pas ces malheureuses responsables d'une faute, dont, loin d'être les auteurs, elles étaient les victimes.

IV.

Du terrain.

Nous avons vu, dans les pages qui précèdent, comment les affections vénériennes se contractaient à la campagne. Il nous reste à suivre ces maladies sur le terrain spécial qu'elles occupent et à constater les dissemblances qui existent sans aucun doute dans leur évolution, soit à la ville, soit à la campagne.

En ce qui concerne la syphilis, je n'ai aucune remarque à faire touchant les manifestations primaires ou secondaires. Comme à la ville, on observe à la campagne, les accidents divers, dont la description classique est faite et à laquelle je n'aurais rien à ajouter.

Je dois signaler la rareté des accidents tertiaires. Il est exceptionnel de les rencontrer chez les malades de la campagne, du moins si j'en juge seulement d'après mes observations particulières. Deux causes, à mon avis, nous donneront l'explication de ce fait.

L'hygiène d'abord. Il existe, en effet, une différence considérable entre la manière de vivre du paysan et celle du citadin. A la campagne, on se couche tôt, on se lève tôt; le contraire se voit à la ville. Je n'ai pas qualité pour dire que les veilles prolongées ne sont pas, dans le traitement de la syphilis, à recommander. Leur influence nuisible sur la marche de la maladie a été signalée à différentes reprises. Les travaux des champs, l'air pur, l'exercice musculaire violent et prolongé, accompagné la plupart du temps d'une sudation abondante, toutes ces conditions ne se rencontrent pas à la ville, et ont une influence heureuse, à n'en pas douter, sur la marche et la terminaison de l'infection syphilitique. L'anémie, qui, dans les cités, complique si volontiers les maladies vénériennes, est inconnue à nos vénériens des champs. Il existe, même pour les excès de boisson, pour l'ivrognerie, une différence, selon que l'on observe un malade au village ou à la ville. Ici, l'abus est, pour ainsi dire, continu, permanent. C'est une dose exagérée d'alcool, que chaque jour, sans grandes variations, ingurgite le malade, c'est un empoisonnement lent, mais soutenu. A la campagne, l'empoisonnement est aigü, intermittent, se répétant à des intervalles plus ou moins éloignés, mais auxquels succèdent des périodes de repos. Un organisme, généralement fort et vigoureux comme celui du laboureur, résistera mieux à une intoxication passagère qu'un organisme anémié, débilité, comme l'est parfois celui du citadin et qui demande à une dose exagérée d'alcool une excitation factice, et que l'habitude rend bientôt indispensable. A cet égard, l'habitant, l'ouvrier de la petite ville est absolument comparable à celui de la cité populeuse. Comme accidents tertiaires, les perforations de la voûte palatine sont ceux qui s'offrent le plus fréquemment à notre observation.

Je le répète, et je viens de dire pourquoi les accidents tertiaires de la vérole sont, dans notre circonscription médicale, relativement fort rares. Une autre raison s'ajoute à celle que je viens de développer sommairement. Si, pour une blennorrhagie ordinaire, que le malade considère toujours comme une affection peu sérieuse, quand elle ne se complique pas d'orchite, de phimosis ou de paraphimosis, et dont le pharmacien doit triompher aisément, le paysan s'adresse assez rarement au médecin, la terreur, que lui inspire la syphilis, le pousse au cabinet du docteur. C'est là qu'il reçoit les recommandations désirables et les conseils nécessaires, et si le praticien songe à entretenir, à utiliser cette terreur salutaire, tout en la mitigeant, il aura l'espoir de voir son traitement rigoureusement suivi. Outre l'hygiène spéciale au paysan et qui résulte de sa manière de vivre, c'est dans une médication active, prolongée et bien acceptée qu'il faut rechercher la cause de la rareté des accidents tertiaires chez les syphilitiques des villages.

Et maintenant à nous se pose cette question : Comment faut-il traiter les vénériens des champs. Il ne faut pas songer, on le pense, aux frictions mercurielles, dont le mode d'action n'est pas à la portée de leur intelligence, ni aux injections hypodermiques de peptonate ou d'albuminate de mercure. Non. La médication, quoiqu'active, doit être des plus simples, bien définie et d'un emploi facile. Le sirop de Gibert ou la formule de Hardy sont, à tout prendre, ceux auxquels je donne volontiers la préférence, en ce qui concerne la syphilis. La solution est rigoureusement dosée, on peut en régler l'emploi selon les exigences du moment et son goût même. rend l'erreur impossible. Le goût, si peu agréable qu'il soit, ne fait rien à la chose et est accepté sans difficulté. Nous devons donner raison au dicton campagnard qui prétend qu'il n'y a pas de bonnes drogues et à cette croyance enracinée qui veut que l'action curative de tel ou tel médicament soit en raison directe de son âpreté et de son amertume.

Les syphilitiques des champs doivent être satisfaits, car le sirop de gentiane, qui édulcore la solution hydrargyrique et potassique, ajouté à la saveur styptique spéciale à l'hydrargyre, laisse sur les papilles linguales l'impression désirée. En résumé, le campagnard considère la vérole, et en cela il n'a pas tous les torts, comme une maladie grave. Elle ne peut être guérie que par un médicament amer. Nous sommes loin du traitement facile à suivre, même en voyage, et je dois à la vérité de dire que le vénérien des champs ne pense pas à ce dernier. Il lit peu le journal, si ce n'est le dimanche, et ne s'arrête pas aux annonces. Quelques incurables, condamnés par tous les habitants du village, songent peut-être, quand leur position de fortune le leur permet, à s'adresser à ceux qui, à la quatrième page, triomphent, même par correspondance, de toutes les misères humaines. Mais le vénérien se gardera bien, au village, de suivre la même voie. Soupçonneux, il craint d'instinct les messieurs de la ville, qui n'en veulent qu'à ses écus et qui ont toujours raison, même en justice. Il sait par ouï-dire que les guérisseurs de la quatrième page coûtent fort cher. Et puis, il faudrait écrire, expliquer son mal. Le comprendrait-on ? Il se méfie, à bon droit, de son style et de son talent épistolaire. Quand à prendre le maître d'école pour confident, le mettre au courant de ce qu'il éprouve, jamais, jamais.

En supposant même qu'il puisse rendre suffisamment ses impressions morbides, qu'il puisse écrire au fameux guérisseur de Paris, le paysan, avant d'accomplir cet acte grave et dangereux, a déjà supputé toutes les conséquences auxquelles sa mission peut donner lieu. Il a écrit ; on lui répondra donc; on lui enverra peut-être des médicaments. Mais, au village, une lettre est un évènement. Avant d'être remise, le facteur a deviné sa provenance, et la grande habitude de l'homme lui permet, presque d'intuition, d'en connaître approximativement le contenu. Il n'a pas fini sa tournée que presque tout le village sait que tel soldat, tel fils de famille, a donné de ses nouvelles. Songez si une lettre reçue de Paris, accompagnée peut-être d'une boite de médicaments, qui aura été tournée, flairée, retournée, vingt fois et plus, fera joli tapage. Non ; le pauvre syphilitique, qui tient son mal bien secret, ne veut pas s'exposer à ces clameurs. On le croirait dix fois plus malade qu'il ne l'est, à vrai dire. Les bonnes langues s'en donneraient à cœur joie, regarderait le malheureux comme un paria, car son mal serait, sans doute, honteux, irrémédiable, mortel, Qui s'en relèverait? Aussi n'y a-t-il pas d'exemple qu'un vénérien des champs s'y soit jamais exposé.

Dirais-je un mot des livres à la portée des gens du monde? Mais les paysans ne sont pas des gens du monde. Ils ne lisent pas, car les travaux des champs les absorbent durant toute la semaine. Et puis, l'argent placé dans des livres, est de l'argent perdu. Il faut avoir une fortune exceptionnelle pour se permettre cette prodigalité. L'achat de l'almanach, tous les trois ou quatre ans, suffit largement à la satisfaction des appétits moraux, des exigences intellectuelles et littéraires de beaucoup de villageois.

C'est, je viens de le dire, dans les campagnes comme dans les grandes villes, à ce que nous assure un observateur, que l'on aime à entendre, et auquel je tiens à donner ici un hommage de sympathique vénération, M. Diday, c'est le pharmacien qui, d'habitude, est le médecin traitant des blennorrhagiens. Je n'ai rien à ajouter aux pages si vraies qu'a écrites l'auteur que je viens de citer.

Mais, de même que pour la syphilis, je tiens à signaler le peu de fréquence des rétrécissements uréthraux, chez les blennorrhagiens des champs. Je n'ai pas à faire ici le procès ou la critique des injections caustiques. Mon autorité ne va pas jusque-là; mais il faut dire, en passant, que quelques-uns de ces messieurs des officines poussent peut-être l'audace jusqu'à les conseiller, mais non jusqu'à les faire. Ils ont, en ce qui les concerne, une sainte terreur des accidents qui pourraient résulter d'un emploi défectueux ou exagéré de ce procédé, accidents dont ils ne se doutent peut-être pas, mais dont la possibilité n'est que trop évidente. D'un autre côté, l'intelligence, généralement bornée, du vénérien des champs, ses mains calleuses et peu adroites se prêtent difficilement à la délicatesse manuelle qu'exige une injection médicamenteuse dans le canal de l'urèthre. C'est donc exclusivement à l'ingestion de baumes, de poivres et de résines diverses que se borne la thérapeutique de l'apothicaire, qui vide, remplit et revide ses bocaux, qui traîne, sans doute, la maladie en longueur, mais qui, s'adressant à des organes digestifs excellents et robustes, réussit à faire avaler, et même, je n'en doute pas, à faire digérer ses drogues. S'il n'a guère fait de bien à son client, il ne lui aura pas fait trop grand mal. Le comptoir seul s'en portera mieux, ce qui cependant n'est pas toujours le cas, car, après guérison, les malades oublient parfois de payer, ce qui prouve qu'ils n'ont pas toujours parfaitement compris le service que le pharmacien est censé leur avoir rendu. Ne recherchons pas le refuge de la reconnaissance à la campagne. Il n'en est pas moins vrai qu'à des injections trop caustiques auraient pu succéder des rétrécissements cicatriciels, et que c'est peut-être à la médication anodine que préfèrent certains pharmaciens que nous devons de rencontrer si peu cette complication chez les blennorrhagiens des villages.

www.ingramcontent.com/pod-product-compliance
Ingram Content Group UK Ltd.
Pitfield, Milton Keynes, MK11 3LW, UK
UKHW021317190726
13839UKWH00007B/1924